Tables des Croissances

comparées des Nourrissons élevés au sein

et au biberon

durant la première Année de la Vie

PAR

MM. VARIOT et FLINIAUX

PARIS

IMPRIMERIE TYPOGRAPHIQUE A. DAVY

52, RUE MADAME

—

1914

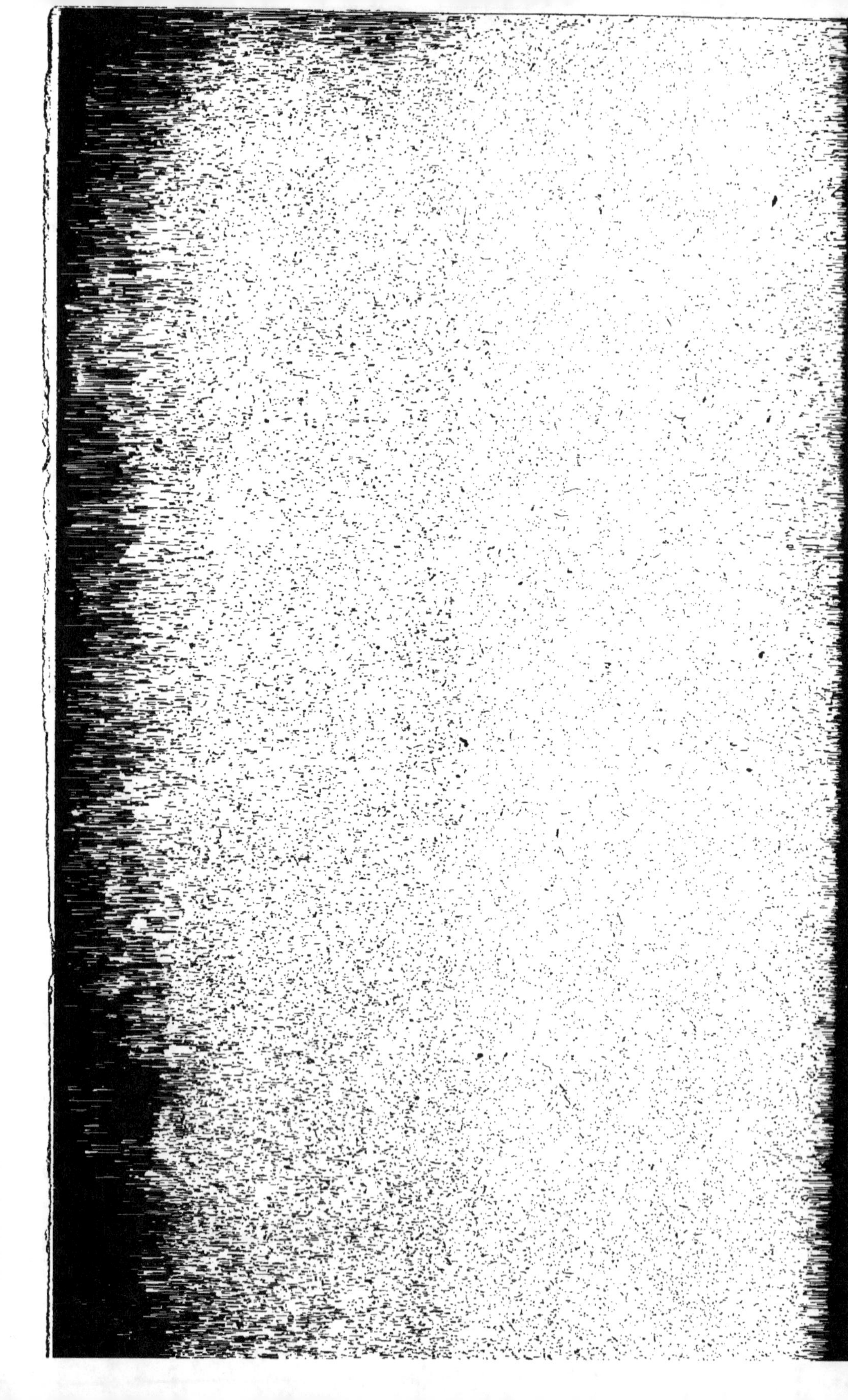

Tables des Croissances

comparées des Nourrissons élevés au sein

et au biberon

durant la première Année de la Vie

PAR

MM. VARIOT et FLINIAUX

PARIS

IMPRIMERIE TYPOGRAPHIQUE A. DAVY

52, RUE MADAME

1914

Tables des Croissances
Comparées des nourrissons élevés au sein et au biberon
Durant la première année de la Vie

Les progrès réalisés en ces derniers temps dans l'élevage artificiel des enfants nous permettent de mettre en doute l'opinion encore régnante parmi les accoucheurs, que les bébés au biberon sont généralement très en retard sur ceux qui reçoivent le sein. Il est toujours vrai que les nourrissons qui ne reçoivent au biberon que du lait de qualité défectueuse, non stérilisé, mouillé ou adultéré, hypoalimentés ou suralimentés, se développent mal ; mais lorsqu'ils ont une ration convenable, lorsqu'ils sont bien soignés par leur mère ou par une éleveuse, lorsqu'ils reçoivent des conseils hygiéniques dans les « Gouttes de Lait », ils ont un accroissement régulier. Bien plus, il est possible, s'ils ont été affaiblis et atrophiés, faute d'une ration convenable, de les relever par l'emploi méthodique de laits surchauffés à 108°, homogénéisés ou hypersucrés à 10 pour 100, suivant les cas.

Tout d'abord, nous avons tenu à établir le poids moyen des enfants des deux sexes à la naissance à Paris. Ce poids paraît être trop élevé dans les tables adoptées usuellement (3 kg. 250).

A la Maternité de l'Hôpital Saint-Louis (Service de Mr Démelin), nous avons relevé les poids de 500 garçons et de 500 filles à la naissance. Nous avons pris indistinctement tous les nouveau-nés et nous avons obtenu:

Garçons : 3.130 gr.

Filles : 3.020 gr.

Moyenne : 3.075 gr. pour les deux sexes.

Le poids moyen obtenu par les médecins de l'Amérique du Nord (Hähmer) est de 3 kg. 100.

Pour la taille, nous avons relevé les mensurations prises à l'Hospice des Enfants-Assistés de Paris, sur les enfants âgés de 1 à 2 jours ; mais comme le nombre des débiles parmi les enfants abandonnés est très grand, nous avons cru devoir enregistrer la taille de 500 garçons et de 500 filles dont le poids ne descendait pas au-dessous de 2 kg. 500 et n'excédait pas 4 kg.

Les résultats sont les suivants :

Garçons : 49,8.

Filles : 49,3.

La moyenne de la taille à la naissance de 49,5 environ est inférieure à la moyenne de 50 cent. couramment admise.

Pour ce qui est des tables de croissance proprement dites, nous avons utilisé les fiches des enfants élevés à la Goutte de Lait de Belleville ou à l'Institut de Puériculture des Enfants-Assistés.

Table usuellement admise de la croissance des nourrissons.

	Poids	Taille
1ᵉ mois	4.000	54
2 mois	4.700	57
3 mois	5.350	60
4 mois	5.950	62
5 mois	6.500	63
6 mois	7.000	64
7 mois	7.450	65
8 mois	7.850	66
9 mois	8.200	67
10 mois	8.500	68
11 mois	8.750	69
12 mois	8.950	70

1° *Allaitement au sein.* — Nous avons réuni les poids et les tailles de 300 garçons et de 267 filles, ce qui nous donnait une moyenne de 25 garçons et de 23 filles par mois. Nos résultats dans les deux sexes pour les six premiers mois se rapprochent beaucoup de ceux qui sont actuellement admis.

Nous avons éliminé de notre statistique, dans les trois variétés d'allaitement étudiées, tous les enfants dont le retard de croissance était de plus de trois mois inférieur au chiffre qu'ils auraient dû présenter normalement.

A partir de six mois la taille relevée par nous dépasse notablement les moyennes admises : elle atteint 72 cent. à 12 mois pour les garçons au lieu de 70 cent. et 71 cent. 5 pour les filles.

Les poids moyens pour l'allaitement au sein sont respectivement à 1 an de 8 kg. 950 pour les garçons et de 8 kg. 900 pour les filles.

2° *Allaitement mixte.* — L'allaitement mixte, ou sein complété par le biberon donne des résultats extrêmement satisfaisants.

Chez les garçons, la taille à partir du sixième mois devient supérieure à la moyenne admise (64) et atteint 72,3 à un an. Le poids s'élève aussi à partir du huitième mois et atteint à un an 9 kg. 330.

Chez les filles, le poids s'élève au-dessus de la moyenne admise après 10 mois et atteint 9 kg. 175 à 1 an. La taille a déjà dépassé la moyenne à 6 mois et s'élève à 72,2 à 1 an presque égale à celle des garçons.

Les calculs pour l'allaitement mixte ont porté sur 240 garçons et 240 filles, soit une moyenne de 20 garçons et de 20 filles par mois.

3° *Allaitement artificiel.* — Le nombre des garçons mesurés et pesés a été de 500 et celui des filles de 400, ce qui donne 41 garçons par mois et 32 filles.

Le poids et la taille des enfants élevés au biberon sont légèrement inférieurs à ceux des enfants élevés au sein ou à l'allaitement mixte, pendant la première année.

A 12 mois, le poids des garçons est de 8 kg. 810 et celui des filles de 8 kg. 780.

La taille des garçons et celle des filles atteint 71 cent. à 12 mois.

Conclusions. — Contrairement aux idées qui ont cours encore aujourd'hui, d'après les observations anciennes sur l'élevage artificiel défectueux, il n'y a qu'une différence minime entre le poids et la taille des enfants élevés au sein ou au biberon, si l'on applique à ces derniers les perfectionnements modernes de l'allaitement artificiel, comme on le fait dans les Gouttes de Lait.

D'après nos observations les tables anciennes peuvent être conservées pour la taille jusqu'à 6 mois et pour le poids jusqu'à 10 mois. Les poids et les tailles relevés par nous dans les premiers mois sont inférieurs à la normale, car, à cet âge, on apporte les enfants en mauvais état et très retardés dans leur croissance. Mais lorsque les bons soins les ont restaurés, on peut les voir regagner le terrain perdu.

A 12 mois, les moyennes générales que nous avons obtenues pour la taille des enfants des deux sexes est de 71,7 au lieu de 70 et pour le poids de 9 kg. au lieu de 8.950 gr.

Poids et Taille
à la naissance

Garçons { Poids : 3130 gr. / Taille : 49,8

Filles { Poids : 3020 gr. / Taille : 49,3

Garçons et Filles réunis

Poids moyen : 3.075 gr.
Taille moyenne : 49.5

Allaitement au sein — Allaitement mixte

	Allaitement au sein Garçons Poids	Taille	Filles Poids	Taille	Allaitement mixte Garçons Poids	Taille	Filles Poids	Taille
1 mois	3 600	53	3.580	53	3.690	53.6	3.500	53.2
2 mois	4.330	57 3	4 320	55.6	4.350	55 9	4.200	55.5
3 mois	5.030	59	4.960	58	4.925	58.7	4.845	57.5
4 mois	5.670	61.5	5.360	60.5	5.710	61.5	5.490	61
5 mois	6.180	63.2	6 140	62	6.450	62.5	6.000	62
6 mois	6.800	65.5	6.720	64	6.885	64.5	6 505	64
7 mois	7.100	66	7.050	65	7.420	66.9	6 910	66.2
8 mois	7.620	67	7.580	66	7.960	67.6	7.580	67 1
9 mois	8.220	68.2	8.000	68	8.300	69.3	7.995	68.2
10 mois	8.600	70	8.525	69.8	8.980	70.5	8.440	69.5
11 mois	8.800	70.7	8.750	70.5	9.100	71.2	8.970	70 9
12 mois	8.950	72	8.900	71.5	9 330	72.3	9.175	72.2

Table de la croissance générale — Allaitement artificiel (Biberon) — Table de croissance moyenne

	Croissance générale (Enfants des deux sexes) Poids	Taille	Allaitement artificiel Garçons Poids	Taille	Filles Poids	Taille	Croissance moyenne Garçons Poids	Taille	Filles Poids	Taille
1 mois	3 585	53	3.582	52.8	3 560	52.7	3.624	53.1	3.547	52.9
2 mois	4.275	56.2	4.290	56.6	4.160	56.5	4.324	56.6	4.227	55.8
3 mois	4.863	58.2	4.820	58.6	4.600	57.6	4.925	58.7	4.802	57.7
4 mois	5.557	60 9	5.760	61.2	5.350	60.5	5.710	61.4	5.400	60.5
5 mois	6.100	62 3	6.000	62.8	5.830	61.5	6.210	62.8	5.990	61.8
6 mois	6.600	64.2	6.380	64	6.300	63.5	6.682	64.7	6.510	63.8
7 mois	7.036	65.6	6.940	65.2	6.800	64.5	7.153	66	6.920	65.2
8 mois	7.550	66.5	7.370	66.5	7.200	66	7.650	67	7.453	66
9 mois	7 910	68	7.500	67.5	7.450	67	8.007	68.3	7.815	67.7
10 mois	8.415	69 3	8.000	68.2	7.945	68	8.527	69.5	8.303	69.1
11 mois	8.740	70.4	8.450	69.5	8.400	69.5	8.783	70.4	8.700	70.3
12 mois	9.000	71.7	8.810	71	8.780	71	9.030	71.8	8.960	71.5